THIS NOTEBOOK
BELONGS TO

NOTEBOOK

NOTEBOOK

NOTEBOOK

NOTEBOOK

NOTEBOOK

NOTEBOOK

NOTEBOOK

NOTEBOOK

NOTEBOOK

NOTEBOOK

NOTEBOOK

NOTEBOOK

NOTEBOOK

NOTEBOOK

NOTEBOOK

NOTEBOOK

NOTEBOOK

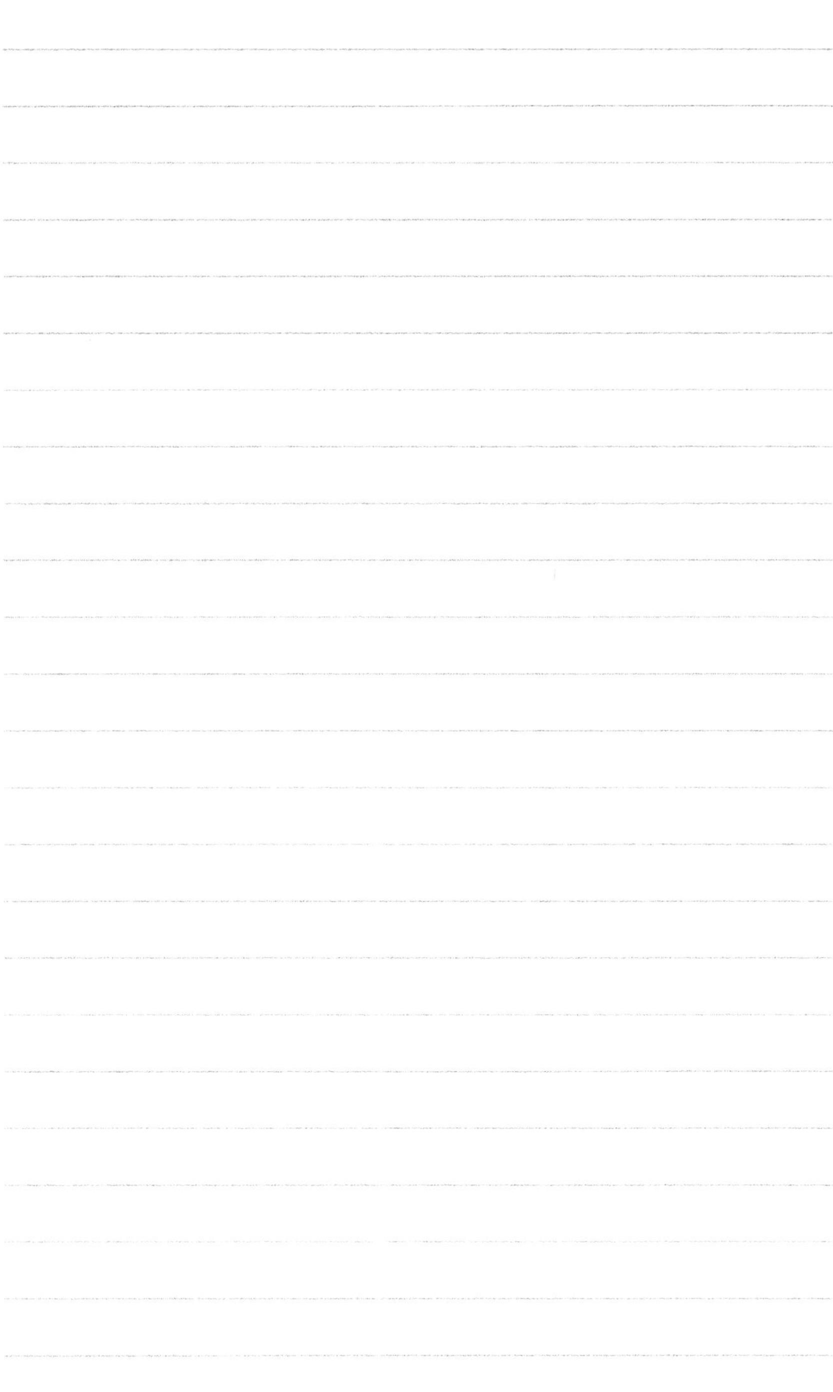

NOTEBOOK

NOTEBOOK

NOTEBOOK

NOTEBOOK

NOTEBOOK

NOTEBOOK

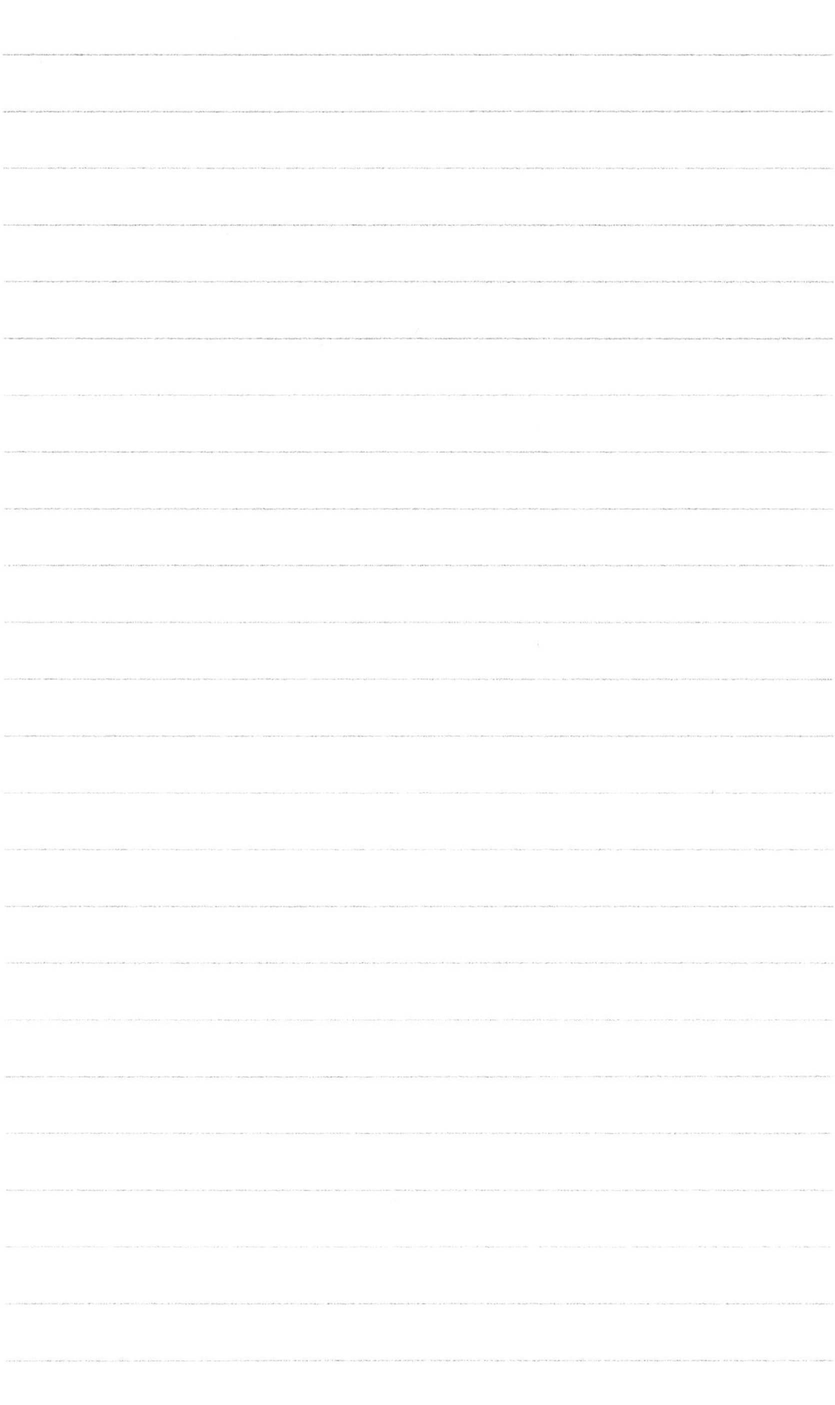

NOTEBOOK

NOTEBOOK

NOTEBOOK

NOTEBOOK

NOTEBOOK

NOTEBOOK

NOTEBOOK

NOTEBOOK

NOTEBOOK

NOTEBOOK

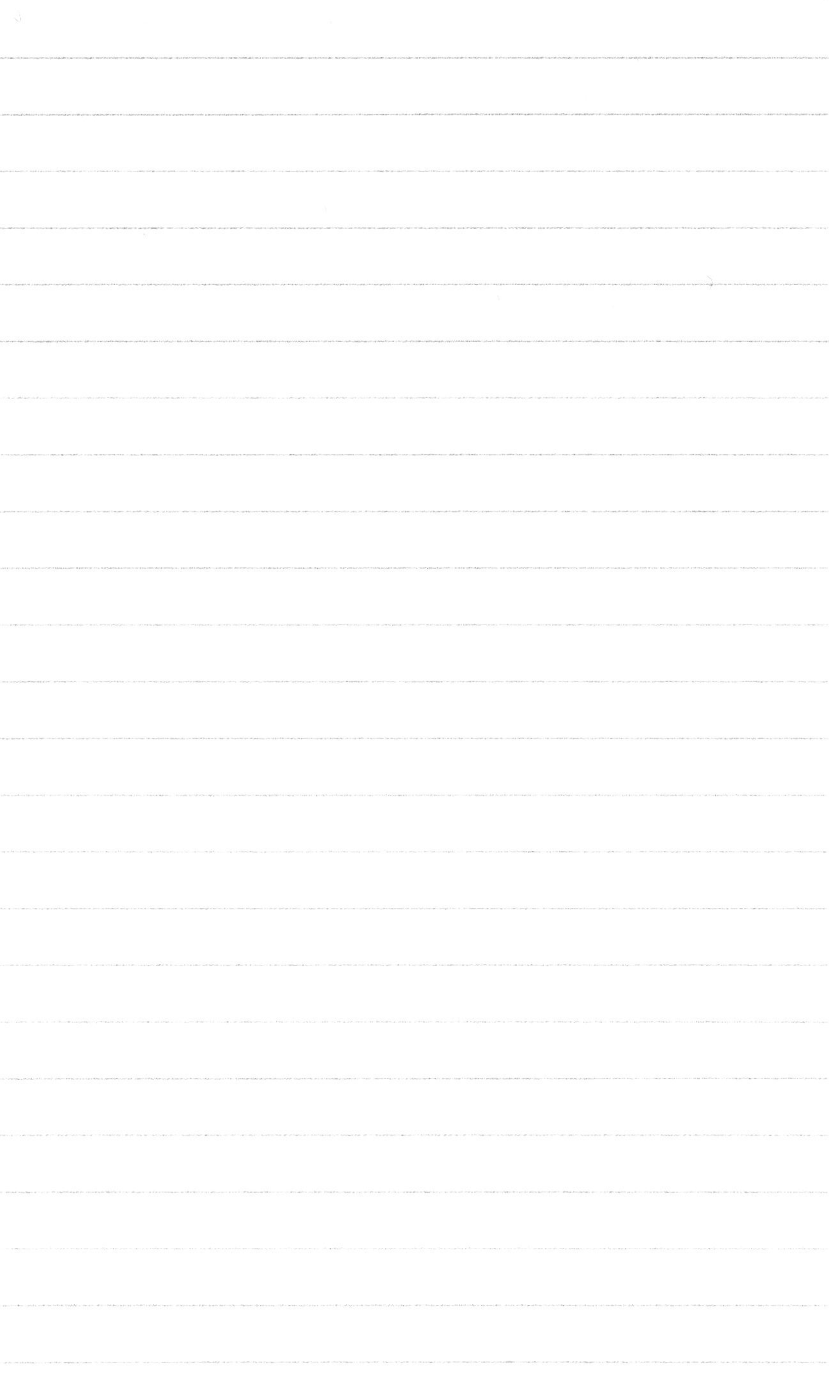

NOTEBOOK

NOTEBOOK

NOTEBOOK

NOTEBOOK

NOTEBOOK

NOTEBOOK

NOTEBOOK

NOTEBOOK

NOTEBOOK

NOTEBOOK

NOTEBOOK

NOTEBOOK

NOTEBOOK

NOTEBOOK

NOTEBOOK

NOTEBOOK

NOTEBOOK

NOTEBOOK

NOTEBOOK

NOTEBOOK

NOTEBOOK

NOTEBOOK

NOTEBOOK

NOTEBOOK

NOTEBOOK

NOTEBOOK

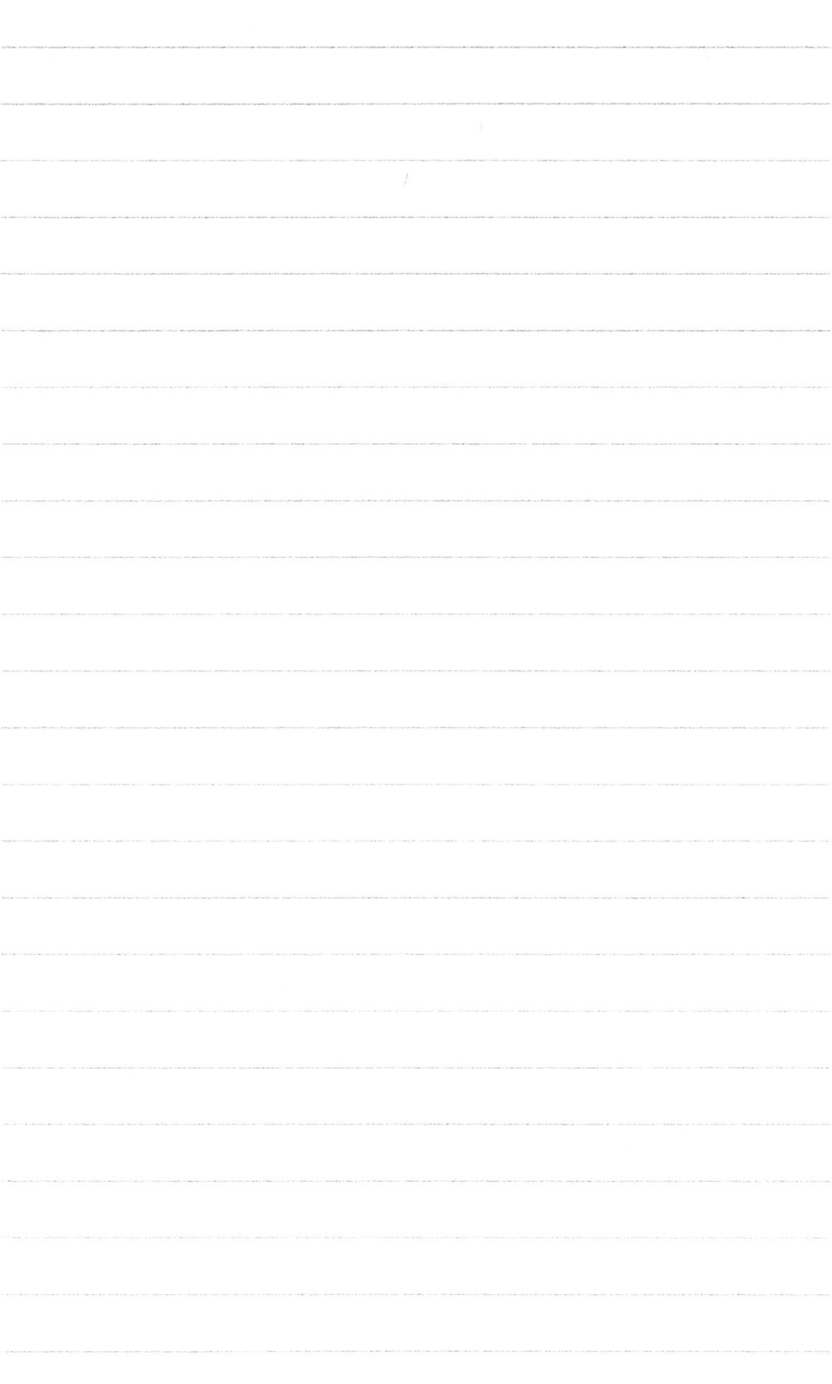

NOTEBOOK

NOTEBOOK

NOTEBOOK

NOTEBOOK

NOTEBOOK

NOTEBOOK

NOTEBOOK

NOTEBOOK

NOTEBOOK

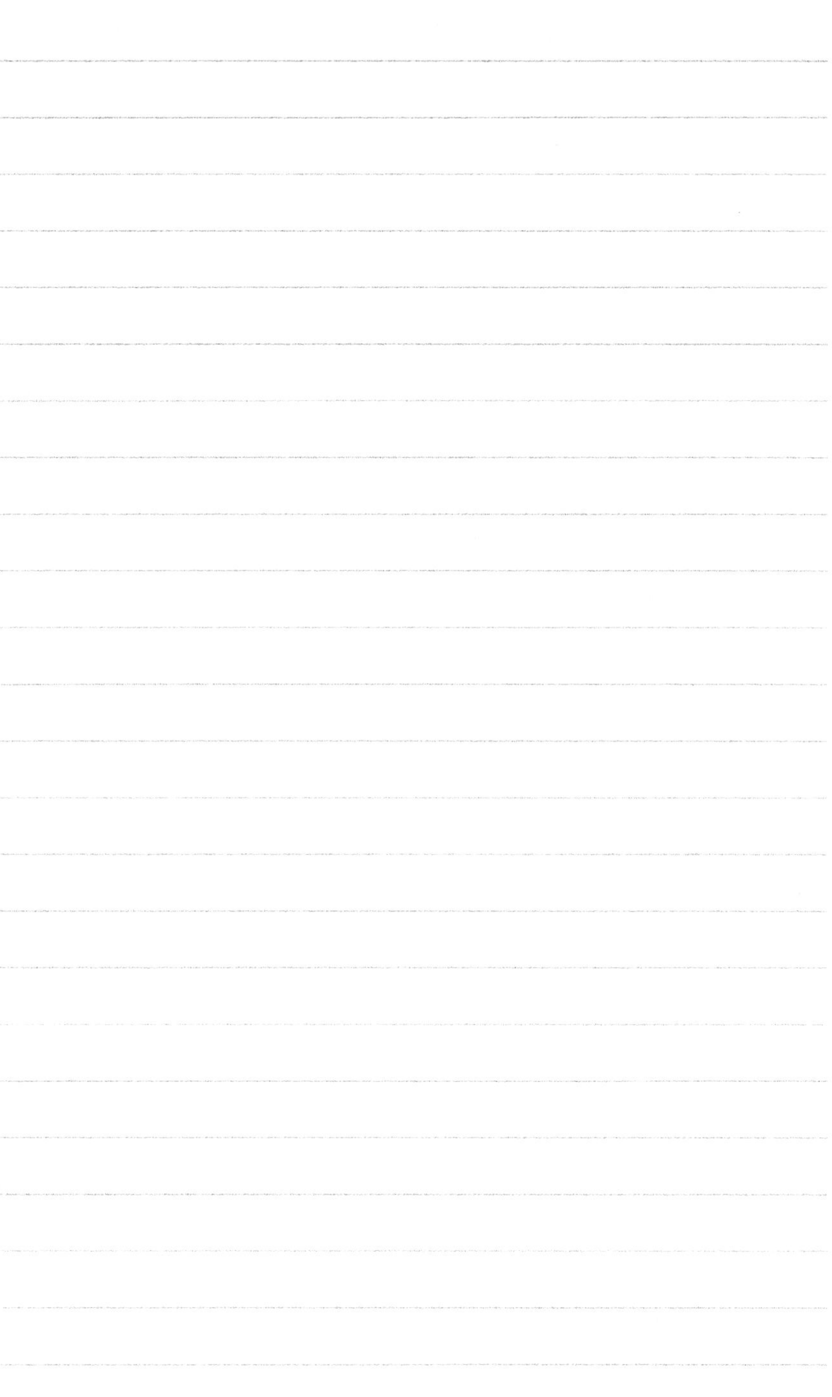

NOTEBOOK

NOTEBOOK

NOTEBOOK

NOTEBOOK

NOTEBOOK

NOTEBOOK

www.ingramcontent.com/pod-product-compliance
Lightning Source LLC
Chambersburg PA
CBHW070747250726
48662CB00004B/1671